MEMOIRES

Envoyès a la Cour,

A MONSEIGNEUR
LE MARECHAL
DUC DE NOAILLES
Commendant General de
l' Armèe d' Italie

ET A MONSIEUR DE FONTANIEU
Intendant du dauphinè & de la mème Armèe ;

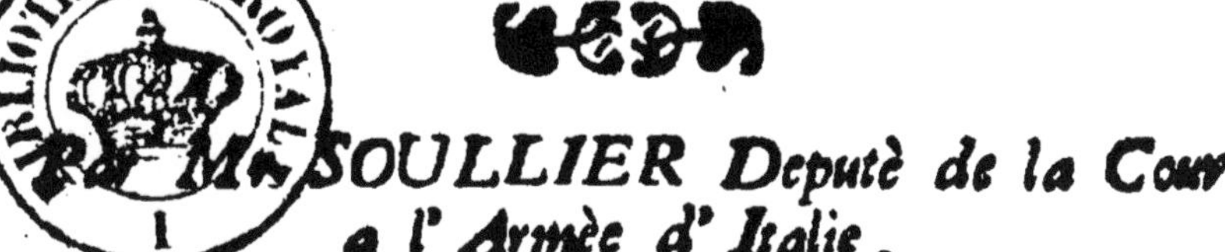

Par Mr SOULLIER Deputè de la Cour a l' Armèe d' Italie.

Dans le PREMIER il expose l' Estat des Hôpitaux de Lody & les Arrangements qù' il y à Establi, & dans le SECOND il confirme ce qu' il à avancè dans le 1.er, en ajoûtant la Mèthode Generale & particuliere de traiter les differens Malades qui sont dans ces Hôpitaux.

LETTRE A MONSIEUR LA PEYRRONIE

Ec.ER *Conſeiller du* ROY *&* *ſon premier Chirurgien.*

MONSIEUR

LE But que je me ſuis proposè eſtant dans l'obligation de faire Imprimer les Memoires que jeus l'honneur de vous ēnvoyer conſernant les Hopiteaux m'engage a vous expoſer les Raiſons que je raporte dans la vertiſſement cy joint j'ay crù que dans l'execution de ceprojet je devois y ajoûter la methode dont ie me ſers pour traiter ces differens Malades jay tachè, autant que mon

mon foible genie me la permis de me conformer aux Regles & mesures que vous suives & que par une bontè toute singuliere dont vous maves toujours honorè vous aves bien voulu men favoriser; persuadè que je suis quil nest pas permis de segarer lors quòn a un guide aussi ēclairè.

La reconnoissance que j'en auray toute ma vie ne seroit que très foible si je n'en rendois un tèmoignage authentique au public, jōse vous supplier très humblement de le trouvèr bon & de le honòrer dè vos Suffrages, j'ay l'honneur d'ētre tres respectueusement.

MONSIEVR

Alōdy 10. 9.bre 1735.

Votre tres humble &
très obeissant Serviteur
SOULLIER.

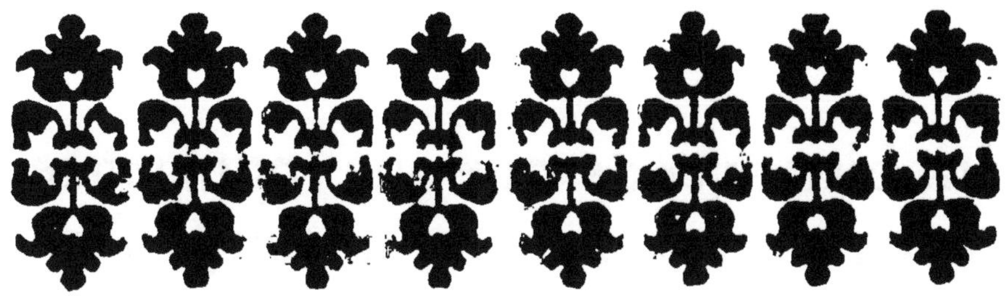

AVERTISSEMENT

LES occupations continuelles que j'ay eû depuis que je suis dans cette Armèe ne m'ayans pas permis de donner tout le tems & toute l'attention que j'aurois dû aux memoires ci joints, sont la cause qu'on ne les trouverà pas ècrits avec beaucoup de nettetè ni avec cet arrangement que j'aurois desirè; mais l'envie que j'ay eù d'estre utile au public en luj faisant part de mes rèflections & observations que je pourray ètendre dans la suite sur les differentes Maladies que j'ay eû lieu de traiter, me flatte qu'on voudrà

drà bien ûser de quelque Indulgence en ma faveur, d'autant mieux je n'aurois osè les faire Imprimer, les Imprimeurs de cette Ville n'entendans point la Langue Françoise, si plusieurs OFFICIERS GENERAUX qui attentifs au bien des Troupes & au Service DU ROY ne m'avojent fait connoistre que je ne devois pas hèsiter de le faire au plutòt, encòre plus ne m'en avojent demandès des Copies; en sorte que j'ay regardè cet empressement de leur part comme un ordre auquel je devois me conformer: je les ay donc fait Imprimer dans cette Ville pour me mettre en estàt de rèpondre a l'honneur qù ils veulent bien me faire & au desir de plusieurs autres personnes de considération & de plusieurs

Maistres

Maiſtres de l'art a qui je ſuis charmè de donner cette ſatisfaction.

Je crois devoir encòre avertir ceux qui liront ces mèmoires que je ne me ſerois jamais flattè de rèuſſir dans l'arrangement des Hõpitaux ſi je n'y avois ète ſoutenu par les Ordres reiterès de MONSEIGNEUR LE MARECHAL DUC DE NOAILLES qui quoique accablè de differentes affaires n'a jamais perdù de vùe les Hõpitaux de ſon Armèe pour que les Soldas y puiſſent trouver toute ſorte de ſoulagemens; MONSIEUR DE FONTANIEU INTENDANT a fait voir par la vigilance dans toutes les occaſions qu'il en faiſoit ſa principale attention ainſi que MONSIEUR le Chevalier de Murrard

rard Commissaire ordonnateur chargé par la cour de ce detail, qui a bien voulù me donner par ses soins toute la facilité dont j'ay eù besoin pour Establir ce que j'ay crù a propos pour le bien & l'utilité des Malades.

PRE-

PREMIER MEMOIRE
Envoyè a la Cour.

EStant arrivè a Lody Jàllay aux hôpitaux ouje fus si surpris du mauvais Etat ouje trouvay les Malades Verolez, que sije n'eusse eù autant d'experience que jen ay, Jaurois estè èpourantè d'un sigrand desordre; Cequi dependoit tant de la preparation du Mercure, de Son administration, que du Regime, & des Endroits ou l'on plaçoit confusèment les differens malades.

1.° On mettoit Ensemble pèle mèle ceuxqui sortoient du Mercure, ceux qui arrivòient & lesblessez, de sorte quòn trouvoit icy confondus les arrivans avee des malades, dont les uns avoient des caries aux machoires dont les Dents estoient toutes ebranlèes

 &

& les a lvèoles cariees, & de grandes plaques de gangrene aux joues et ala Langue, les autres estoient devenus scorbutiques, & quelques uns même phtisiques; & Parmi les blessez les uns avoient des bubons ou poulains gangrenez, Dautres durcis et d'autres qui ne pouvoient point se Cicatriser a cause desbords calleux; car on ne Vouloit Mettre ces sortes de Malàdes dans le Mercure quàprès quils Estoient gueris deleurs bubons; cequi trainoit si fort leurguerison en longueur qu'il y en a qui sont icy depuis six mois, d'autres depuis dix, & enfin quelques uns depuis l'etablissement des Hôpitaux; on en faisoit demême a l'egard de Ceux qui avoient des phimosis ou paraphimosis auxquels on se contentoit de faire une incizion

cizion ou deux tout auplus sans emporter les lambeaux quon laissoit pendans & boursouflez; cequi faizoit des playes très hideuses & tres difficiles aguèrir; enfin On ne balançoit pas d'emporter la Verge lorsque la gangrene estoit aux tegumens; cequi arriue assez souvent surtout dans ce pays cy.

2.° Alègard de ceux qui Estojent Dans le mercure, ils Estoient si accumulez ou resserrez dans depetites Sàles qu'ils estoient pour ainsy dire les uns Sur les autres; & làir y estoit Si rarèfièque des persones qui se serojent bien portèes aùroient eùes peine a y resister; ainsy ils mouroient pour la plus part Estoufèz; cequi en Rebutoit plusicurs d'Entrer dans le mercure: outre cet inconvenient du local, parmi ces malades les uns avoient la tète grosse comme un Sceau ; les autres la langue hors la boüche, & lors qù il y avoit des ulcères dans cette partie Delicate, on la ratissoit si grossierement qùil survenoit de nouvelles inflammations qui Dègeneroit en gangrene; & enfin il en perissoit Beaucoup Dans la foùgue du mercur eu ceux qui en Echapojent restoient pour la plus part bridez : tous Ces accidens & plusicurs autres dependoient sans doute principalement de la prèparation de l'onguent mercuriel ou il entroit quatre liures de mercure sur une de graisse, & l'on donnoit des frictions de deux jours l'un, le plus souvent mème tous les jours avec quatre Dragmes De cet onguent, & une potion cordiale immediatement.

3.° Enfin

3.° Enfin a légard du Règime après les prèparations ordinaires, C'est a dire la Saigneè, la purgation & les bains; le jour de la premiere friction le Malade estoit aux. Boüillons de 3 en 3. heures ; cequi continuoit de même pendant douze jours pendant lesquels on achevoit De donner les frictions, apres lequel tems on donnoit du Ris aux Malades, lorsquils en pouvoient prendre ; Enfin tout cecy estoit uniforme alègard detous les Malades de quelques temperamens quils fussent & sans distinctions de leurs differens Estats, fussent ils obstruez, Scrophuleux ou même Scorbutiques.

Mèthode que jày Eſtabli.

JAy 1.° rèmediè a la confusion ou, eſtoient les malades enplaçant dans un lièu Separè ceux qui Sont aux. frictions & dans un autre endroit les arrivans, & les convaleſcens d'un autre; obſervant de plus de faire donner a ces derniers desmatelas uniquement deſtinès pour eux, a quoy jay beaucup de peine a Reuſſir, les Servans n'eſtans par Encore bien au fait. Je fais de plus un troizieme rang de ceux qui Reſtent encore bleſſèz.

2.° La prèparation de ceux qui arrivent eſt variée Selon leurs tempe- ramens & les differens accidens ou la complication deleurs maladies, & cela tant du cotè des aliments que du cotè des remedes:au reſte M.rs les Officiers Sont dans Des chambres Separèes.

3.° Je

3° Je fais de deux Sortes d'onguent mercuriel dont l'un contient une partie de Mercure Sur trois de graisse & l'autre se fait auec parties Egales de Mercure & de graisse.

4.° Je fais donner les frictions de Deux jours l'un que je suspend pourtant plùs ou moins Selon leur effet, me Servant d'ailleurs de l'onguent le plus fort ou du plus foible Selon que les Malades sont plus aisès ou plus difficiles a estrè emùs.

5.° Pendant les frictions je fais prendre au Malade le matin un boùillon, la Soùpe a dinè & le Soir un ris ou une panade, changeant pourtant cette methòde Selon que le Cas le requiert, & faisant prendre du laict quand je le Crois indiquè. Lorsque malgrè Ces precautions tant de la part de la prèparation & de l'administration du Mercure que du règime, il arrive quelque accident, j'y remedie suivant les indications, & moyennant Cette methode jay le plaisir de voir les Malades dans un tout autre Etat que n'estoient Ceux que j'ay trovvè a mon arrivèe, En estant desia sortis plus de deux Cent sans qù il leur soit arrivè rien de facheux.

Quant aux Scorbùtiques qui sont dans une Chambre sèparèe & aux Scròphuleux, je les traite differemment tant dans la prèparation pendant laquelle je les mets a l'usage des spècifiques apropriès que dans l'administration du Mercure que je Mènage tout autrement n'en donnant pas du tout a Ceux que je Connois estre devenus scorbu-

tiques

tiques par le mauuais Usage du Mercure donnè interieurement.

J'ay encore Reglè un autre Hôpital de blessès ou il y a d'anciennes playes d'arquebusade, des abicès, des fractures, des fistules & autres Cas de Chirurgie ou l'on faisoit les pancemens fort rùdes, Non par la faute de M.r Nicolas Chirurgien aide major, ni de Mr Nicole Sousaide Major, Chirurgiens tres habiles; mais uniquement par le Defaut de machines necessaires pour pouuoir se seruir de decoctions detersives & resolutiues, n'ayans dans led Hôpital ni sèringue, ni goùtiere, ni bottes propres pour faire tremper ou baigner les membres, pour resoùdre des gonflemens extraordinaires, ou pour relacher des parties ligamenteuses & tendineuses durcies.

M'ètant

M'ètant appercù dans le pancement que la plus part des gar çons chirurgiens ne Scavoient pas appliquer un bandàge ; Je me suis trouùe obligè a les avertir que je voulois les Examiner afin de leurs donner de l'emulation & Connoitre le Sçavoir faire d' un Chacun.

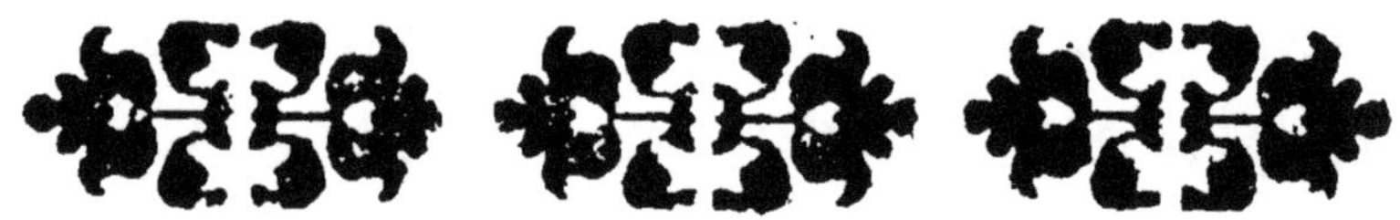

AYant fait attention aux mauuais arrangemens de Ces hôpitaux dèz mon arrivèe a Lody, par la Confùsion & le mèlange de tous les Malades, & le peu d'ordre qu' il y avoit pour les lits ou on les placoit ; Je voulùs voir la mèthode que les Chirurgiens suivoient pour faire leurs visites dans lesquels on se contentoit

de

de prendre une feüille que l'apothicaire tenoit ſur laquelle il marquoit les numeroz des lits & ècrivoit le règime & les remedes, en ſorte que Ceux qui faiſoient l'ordonnance ne ſçavoient point ce qù ils avoient ordonnès le jour prècedent, tout au plus que ce que l'apothicaire leurs diſoit: & Comme dans les hôpitaux de guerre il arrive tousles jours plus ou moins de Soldas malades, ils font avancer ou rèculer ceux qui y Sont desjà placès, enſorte que le Chirurgien ni l'apothicaire ne ſçavojent plus ou eſtoient ces Malades, ſoit qu'ils duſſent eſtre Saignès ou prendre quelqu' autre remède; ou mème eſtre pancès.

Les infirmiers en ſcavoient encore moins pour les alimens: D'ailleurs

quel,

quelquefois le Soldat ſe change de place pour eſtre auprès d'un Camarade qui eſt novuellement arrivè, ou par Càprice.

Je Crùs que pour rèuſſir dans mon entrepriſe, je devois donner les articles ſuivans, & pour m'acquitter de l'ordre dont la cour m'avoit honorè.

Ordre pour les Viſites.

1.° Je donnay l'heure des viſites en Eſtè a quatre heùres du matin, & a quatre heùres du Soir ; l'hiver a Cinq du matin, & le Soir a quatre heures, le pancemeus des bleſſes encòre au mème tems : & pour Cet effet le Chirurgien de garde eſt obligè d'èveiller tous les matins les garçons & les apothicaires ſous peine d'une amende de cinq liures pour la

premiere

premiere, fois, & la seconde d'estre renuoyes,

2.° Le Chirurgien major ou sou-saide major aura la feüille ou Cayè de la Visite du jour prècedent pour sçavoir le règime, les remedes & leurs effets & le demandera aux gar-çons Chirurgiens a l'apothycaire & mème a l'infirmier,

3.° Sur ladite feüille il y aurà les nu-meroz des lits & les noms des Mala-des pour nepas se tromper, comme il arrivoit fort sovvent parraport au changement qu'on est obligè de taire de ces Malades, surtout aux arrivans.

4.° Lorsque le Chirurgien Major ou Soulaide Major entre dans les Sâles pour faire leur visite; les garçons Chi-rurgiens & apothicaires doivent les Suiure pour rendre raison de tout ce qui

qui s'est passè aux Malades dont ils sont Chargès.

5.° L'apothicaire doit avoir a sa main une autre feville ou Cayè sur lequel il doit marquer les quantiemes du mois, les numeroz & les noms des Malades; & a chacun mettre le règime & les remedes; & ensuite faire de mesme a tous les lits & a tous les Malades.

6.° Les garçons Chirurgiens doivent suivre la Visite pour sçavoir ceux qui doivent estre Saignès & pour faire voir les Malades qui sont blessès.

7.° Après la Visite les Sousaides major Chirurgiens des Sàles du mercùre, accompagnès de l'apothicaire doivent tenir a la main la feüille de la visite afin d'y voir les Malades qui sont marquès pour recevoir les frictions; & leurs

leurs faire donner la Doze de l'onguent par l'apothicaire, qui leur a ètè ordonnè; & ne perdre pas de vùe les Malades ju'q' a ce qù ils ayent recùs les frictions, sans quoy les malades jettent & perdent l'onguent.

8.° Les gàrcons de garde des Sàles du mercure doivent tousjours veiller qù il n'arrive aucun accident aux malades, pour y remedier sur le champ; & si le Cas luy paroit gràve, en avertir le Chirurgien major ou les aides ou Sousaides major & mème l' aumònier.

9.° Le Chirurgien de garde doit estre prèsent a l'heùre que l'on donne les alimens, & observer qu'on donne aux malades tout ce qu'on leurs a prescrit, a l'exception que la fièure ne fut survenùe ou quelqu' autre accident.

10.°

10.° Le Contrôleur doit estre a la visite, Sur tout des Sâles des fiéureùx, des vèrolès & des blessès pour voir si tout est bien pròpre, & si les infirmiers font leurs devoirs; & de plus a l'heùre qu'on donne les alimens, il doit assister a leur distribùtion avec les Chirurgiens de garde pour qu'on donne a un chacun des Malades ce qui leurs a estè ordonnè.

ARRAN-

ARRANGEMENT

Que j'ay ètabli dans l'Hõpital des Vèrolès de l'Armèe d'Italie a Lodi,

Premierement pour les arrivans.

JE fais mettre tous les Soldas a mesùre qù ils arrivent dans de grands Coridors qui sont a l'entrèe du Clõitre ou ils se trouuent en mesme tems à portèe des bains qui sont sur le mesme plan ; faisant observer en mesme tems au Chirurgien de garde de Sèparer Ceux qui outre la vèrole ont la fièure ou quelqu'autre simptome particulier pour qu'on leurs donne a chacun le regime & les remedes Convenables.

Secondement pour Ceux qui entrent dans le Mercùre.

IL y a Deux autres grandes Sàles ou Corridors a plàcer 200. Malades, destinès pour Ceux qui doivent recevoir les frictions mercurielles; Lorsque Ceux cy sortent du mercure, s'il en reste quelques uns qui ajent besoins d'y restèr un plus long tems, je les fais avancer vers un boùt pour mettre en suite Ceux qui arrivent de nouueau a la place de Ceux qui sont sortis; par la je puis distinguer les Malades qui sont dans le mercùre depuis un plus long tems, de Ceux qui sont moins avancès; Sans quoy les Soldas me tromperojent pour le tems qù ils sont dans le mercure: de plus Comme il y a deux rangèes de lits, je fais mettre les

blessès

blessès dans un rang sèparè; & Cela pour faciliter les pancemens & afinque les Chirurgiens n'en oublient auçun.

Troisièmement pour Ceux qui sortent du Mercùre.

IL y a encòre deux grandes Sâles pour les Malades qui sortent du mercùre dont l'une est destinèe pour ceux qui ont encòre besoins d'estre pancès, & l'autre pour ceux qui sont simplement en Convalescence, ou ils restent jusqù a ce qù ils soient en estat d'aller joindre leurs règimens.

APPARTEMENT DES OFFICIERS.

MRS Les Officiers sont dans un Appartement sèparè, composè de cinq pièces qui se communiquent, ou il y a 20. Lits: j'observe a leur ègard le mesme ordre que cy dessus, je veux dire, de Sèparer autant qù il est possiblè ceux qui se prèparent, de ceux qui sont dans le mercùre; & lorsque le nombre augmente comme il est arrivè depuis 3 mois, je place les arrivans dans d'autres Chambres qui sont dans l'Hôpital.

Lorsqu'ils sortent du mercùre pour entrer en Convalescence, ils vont dans une grande Maison qui est vis à vis l'Hôpital, ou ils achèvent de se remettre jusqu'a ce qu'ils sojent en estat de partir pour leurs regimens, & ou j'observe pareillement de Sèparer ceux a qui il reste encòre quelque playe, des autres.

Il y a une rèparation a faire qui me paroit très essentielle pour èviter l'infection continuelle, non seulement

des

des Sãles de ceux qui ſont dans le mercure, mais encòre de preſque tout le reſte de l'Hõpital qu'on eſt obligè de tràverſer pour aller porter les ordùres deshors; C'eſt ce qu'on pourroit Eviter en faiſant des latrines dans de petites chambres d'ailleurs inùtiles qui ſont au bout deſd. Sãles; il Suffiroit d'y faire un tùyaù de briques ou autre matiére, qui iroit joindre le Canal qui conduit les eaux des bains dans un foſſè; de Sorteque ſe ſeroit une trés petite depenſe, & d'une grande ùtilitè pour les Malades & pour ceux qui font le Service.

Pour ce qui concerne les Scorbùtiques depuis que MONSEIGNEUR le Marèchal de Noailles nous à ordonnè de Uùider l'ègliſe, j'ay fait prendre une grande Maiſon contigùe aud Hõpital, ou les Malades ſont beaucoup mieux; la Maiſon Eſtant plus ſaine & le Service beaucoup plus aisè que dans l'ègliſe.

SECOND MÈMOIRE

Pour confirmer la Mèthode Æſtablie pour traiter les Malàdes attaqùes des maux venèriens ou autres Maladies qui ne ſont la pluspart que des Sùites des prècedentes ou qui en dèpendent.

SI j'avois le tems de donner un Certain nombre d'obſervations & de rèflections pròpres autant que

j'en

j'en puis jùger, à confirmer ce que j'ay avancè dans mon 1.er memoire envoyè a la cour le mois de jvillet dernier tant pour la mèthōde que j'ay Establi pour traiter les vèrolès, que pour les formùles que j'ay donnè, & pour l'Arrangement des Malades, je le fairois; j'espere pourtant dans la Suite de le pouuoir faire; mais la quantitè ou le nombre des Malades que j'ay dans les Hōpitaux ne mēn donne pas le tems de mème que les soins que je prend pour leurs arrangemens afin de pouuoir les distinguer les uns des autres parrapport au mauvais Estas dans lesquels ils se trovvent pour la plus grande partie, venans de Croùpir dans les differens hòpitaux de l'armèe les 6. les 8. mois & les annèes entieres; Ce qui demande beaucoup d'attention independamment du grand froid qù il fait actuellement; & d'ailleurs nous avons establis un petit exercice anatòmique & Chirurgique pour l'instruction & la perfection des Chirurgiens qui se trovvent icy employès; Ce qui les tient attentifs a s'appliquer & a s'acquiter mieux de leurs devoirs pour le Service des Troùpes du ROY.

Je Me contenteray seùlement d'ajoùter aux raisons que j'ay desjà exposè que je changeay la formùle de l'onguent mercuriel qui estoit de quatre parties de mercure sur une de graisse que je reduisis d'abord en parties ègàles, je veux dire mòitie mercùre & mòitie graisse; & que je fis encore une autre formùle que je donnay pour les sujets foibles & èpuisès de trois parties de graisse sur une de Mercùre. J'ay

J'ay esté dans l'obligation de ne me servirque du mesme onguent très souvent, pour ne pas dire tous jours, sur tous les sujets par rapport au ravage que le 1.er mercùre failoit sur certains malades: je puis ajoûter que j'ay tousjours traité depuis mon arrivée parceque les Malàdes pressojent & nous Surchargeojent les Hòpitaux, je veux dire dans les plus grandes chaleurs de l'esté qui sont excessives dans ce pays, soit encòre parceque les Sàles du mercùre sont tous jours remplies des vèrolès qui recoivent les frictions, se servans des mesmes lits, mesmes linges & mesmes chèses percèes; & dont les excrèmens se repandent malgrè toutes les prècautions, n'ayans aucune latrine ou lieù commun dans ces mesmes Sàlles: toutes ces raisons me paroissent

roiſſent plus que ſuffisantes a ſuiure la Mèthòde que j'ay ètabli, obſervant pourtant d'augmenter la dòze de l'onguent & le nombre des frictions plùs ou moìns Selon l'action qù il produit ſur les Malades.

RÉFLECTION

EN General on doit conſiderer que les Soldats ſouffrent depuis le commencement de la guerre les fatigues, la mauvaiſe nourriture; quelque fais ils ſont agitès par les paſſions les plus violentes; Ce qui ne contribue pas peù aux maladies. On peut rèduire les genres de Malades qui viennent dans ces hòpitaux en troís claſſes ou eſpéces.

La

La 1.ere Sont les Soldats qui viennent de l'Armèe qui sont esloignès de 20, 25., ou 30. Lieùes, plus ou moins des Hòpitaux de Lody; ils sont attaquès de chancres, de phimosis, de paraphimosis, de chaudepisse, de bubons ou pòulains, & quelquefois toutes ces Maladies ensemble sans compter plusieurs autres simptòmes: il y en a qui ont faits quelque leger remede & quelques autres point du tout; En chemin ils n'observent aucun Règime pour l'ordinaire.

La 2.e Espèce de Malades sont ceux qui sont attaquès de quelqu'un de ces maux depuis 6., 7., a 8 mois plus ou moins de tems, auxquels on à donnè differens remèdes qui n'ont pas empeschèsle progrès de ces simptomes, & a qui il s'en est developè ou manifestè

feſtè d'autres, comme ſont les douleurs, des puſtules, des dartres, des ulcères a la gorge, condilômes, Rhagâdes, caries, exoſtòſes, & anchiloſes ſans compter les diarrhèes, les dyſſenteries &c.

La 3.e Eſpéce ſont ceux qui ont Sejournès où Cròupiſ dans les differens hòpitaux les 6, les 8. mois, les annèes Entieres & mème depuis le commencement de la Guerre, qui viennent avec des vèroles combinèes de differens levains, Scorbùtiques, Scròphuleux, phtiſiques, hidropiques; la plus part ſont deſſechès & reduis dans un dernier degrè de màraſme, & quelque fois ils ont des bubons d'une grandeur demèſurèe, Suivis de Gangrène ou cancereux & accompagnès d'hemoragie.

MÈTHÒDE

MÈTHODE GENERALE

QUe nous Suivons pour traiter les trois classes ou espèces de Malades, & que j'ay desjà establis dans mon second mèmoire envoyè a la Cour, ayant observè qù il ètoit impossible de faire sur tous un traitement ùniforme & de la mesme maniere qu'on le faisoit sans aucune distinction lorsque j'arrivay a Lodi où on n'avoit point ègard a l'estat dans lequel les Malades se trovvoient en arrivant, ny a leurs temperamens de mesme qu'a la diversitè de leurs simptòmes & a la situation de leurs esprits.

J'ay tousjours observè de nepoint faire d'operations ni d'incisions des bubons, des phimosis, & paraphimosis

mosis sans avoir auparavant dègorgè les vaisseaux, Calmè la Fièure & avoir mis les Malades dans un Règime très sèvère; quand bien mesme les bubons seroient suppurès & commenceroient a se gangrèner, parceque en consèquence des irritations que je ferois par les opèrations, j'aurois des gangrènes d'une ètendùe considerable & d'une profondeur ènorme qui s'estendroient jusqu'aux vaisseaux crùraux & Spermatiques & enfin aux bourses comme je l'ay vùs arriver lorsque je vins dans les Hòpitaux, a plusieurs qui sont morts de l'hèmoragie, noyès dans leur sang par l'ovverture des vaisseaux Susdits.

J'observe la mème Chòse dans les phimosis & paraphimosis extrèmement gonflès qu'on avoit coutùme d'operer d'opèrer dès queles Malades arrivo-jent ; on les operoit ſi mal qù il en rè-ſultoit des playes très hideùſes par l'inègalitè des bords, & on prenoit ſi mal ſon temps qù'en conſequence des incisions les vaiſſeaux eſtans àgaſſès & criſpès, la gangrène s'emparoit de tout le Corps de la verge & le com-muniquoit ſouuent aux bourſes aux teſticules & de la s'en ſuivoit la mort.

TRAITEMENT

Des Malades de la premiere eſpèce ou claſſe.

CEs Malades ſont mis d'abord au regime qu'on doit garder en pa-reil cas, & on leurs preſcrit la Saignèe & la purgation au commencement & a la fin des bains qu'on leurs donnè

plùs

plùs ou mojns Selon que leurs tempèramens & leurs differens estats le demandent ; observans pourtant de faire appliquer des emplâtres où cataplasmes sur les poùlains, sur les phimosis & paraphimosis ; faisans trempper la verge dans des décoctions indiquèes & pancer les chancres : on fait user a ceux qui ont la chaude pisse de tisane addoucissante & diùrètique de mesme que d'èmulsions, & on leurs ordonne des saignèes rèiterèes plus ou moins selon le degrè d'inflammation & la grandeur de la douleur.

LES MALADES.

LEs Malades estans ainsy prèparès on les place dans les Sàles du

Mercure

Mercure où on leurs donne les frictions de deux jours l'un, comme je l'ay desjà dit dans mon prèmier mèmoire, a la dòle de 4., de 6. gros a chàque friction qu'on augmente où qu'on diminùe plus ou moins, qu'on èloigne ou qu'on suspend suivant les differentes Constitutions des Malades & l'action du mercure sur la boùche & a la langue que les maistres de l'art regardent comme la bousòle qui leurs sert de Cadran dans la conduite du mercure, & comme de baromètre qui leurs marque sa hauteur je veux dire l' insinuation du mercure dans la masse du sang & sa translation aux vaisseaux salivaires; & estans guidès de cette maniere ils laissent agir le mercure autant qu' il est de besoin pour exciter un ptyalisme ou salivation moderèe, non pour emporter les machoires & les dents, causer d s gangrènes a la langue & aux joües & ènfin ravir la vie aux malades comme il est arrivè aux Hôpitaux de Lodi après la Mort de feù M.r bouquot que l'on a eù le malheur de perdre.

La Salivation ou toutes autres èvacuations sensibles doivent estre entretenües jusqu'a ce que les accidens de la vèròle disparoissent, pourveùque les forces du malade le permettent ou que quelque contreindication survenante n'en empesche la continuation; & c'est là le moyen de parvenir a une guèrison radicale que n'obtiennent point les malades (comme je l'ay remarquè dans la pratique) en quì le mercure n'a excitè aucune èvacuation sensible ou qui la fait trop tòst.

Il

Il ne ſuffit pas que le mercure pour guèrir la vèròle excite une Salivation, mais il faut encòre qu'il s'en mesle une ſuffiſante quantitè dans le ſang & les autres humeurs principalement dans la limphe dont les concrètions vèroliques doivent eſtre attenuèes & brilèes ou bien les petits vers venèriens dètruits mais ſans vouloir entrer dans aucun syſteme parraport a la nature du virus.

On doit èviter d'ailleurs une grande ſalivation parce qu'il s'en ſuiuroit des accidens qu'on auroit de la peine a refrèner; comme des ulceres très profonds a la bouche qui brideroient les machoires, la langue en ſortiroit enflammèe & gangrènèe; de là la deglutition ſeroit leſèe; il en arriveroit des aphonies ou pertes de voix ; enfin les malades deviendroient incùrables &

 mou-

mouroient dans la fougue du mercure : Ce sont là les malheurs qu'attirent les panacèes, le mercure de vie, les prècipitès & autres prèparations mercurielles donnèes iintèrieurement, un onguent trop fort donnè avec trop de precipitation en excitant un flux de bouche immoderè qui ne guèrit point la vèròle, quoyq' il soit le veritable moyen de la guerir quand il est excitè moderèment, avec prudence & circonspection.

Je Crois que toutes les autres manieres de traiter la vèròle sont èquivòques pour ne pas dire infructueuses, ne faisans que de la blanchir ou la pallier, comme sont les parfums du Cynabre, les emplastres, les calçons & les bottes de mercure, les sudorifiques, les frictions sèches, frictions par

par extinction, frictions dans lesquelles on suit un règime très relachè & où on vent permettre aux malades de sortir des maisons & de se promener, & enfin autres frictions entremeslèes de bains que l'on donne alternativement & qui occasionent la dissipation du mercure & s'opposent a son action : il ne me seroit pas difficile de prouver ce que j'avance par des observations de bons praticiens & par des experiences que j'ay fait, sur tout par le moyen d'une machine que j'ay tait construire a l'Hòpital Royal de montpellier, duquel la cour m'a fait l'honneur de me charger, avec laquelle j'obserue tous les changemens & la difference du poid des malades & des humeurs avant & aprés la Saignèe, les purgatifs, les bains, les frictions, les Sùeurs &

les Selles &c. je fais pèser toutes les 24. heùres les Malades avant & après l'action du mercure & autres remedes, de mesme que les alimens qu'on leurs donne & toutes les èvacuations : j'ay fait part de ces experiènces a plusieurs de NOS MESSIEURS de l'illustre Université de Medecine de Montpellier, a qui je suis redevable de mon petit scavoir, & de la quelle j'ay l'honneur d'estre membre, qui ont trouùes ces moyens là très curieux & très capables dè procurer dans la pratique de grands avantages; je ne negligeray rien pour les perfectioner & les rendre utiles a la guèrison des Malades.

Il est a considerer que quoyqù il semble que je condamne les mèthodes susdites pour confirmer la salivation

moderèe

moderèe où autres evacuations ſenſibles en imitant les plus illuſtres & celebres praticiens de nôtre temps, il ſe trouve des Cas où le virus venèrien eſt ſi combinè & ſi difficile a dètruire qu'on à de l'obligation a ceux qui ont bien voulus ſe donner la peine de nous ſuggerer tant de differens moyens, parceque ne rèuſſiſſans quelquefois point avec la mèthode la plus ordinaire & la plus ſuivie on peut avoir recour a Celles qui on eſtèes rapportèes.

La Mèthode de guèrir la Vèrole par extinction eſt celle que l'on ne doit pas entierement rejetter, parcequ il ſe rencontre des cas ou l'on doit la ſuiure, plùtòſtque la ſalivation qui ne ſeroit que pernicieuſe dans les Vèròles combinèes, aux viellards, aux malàdes

 atrophiès

atrophiès où mal conſtituès, a ceux qui ont ètès manquès pluſieurs fois, ou qui ont le ſang diſſout; mais alors c'eſt un traitement particulièr que l'on ne peut apprendre que par l'experience.

TRAITEMENT

des Malades de la 2.e eſpèce.

LA 2.e eſpéce de Malades demande beaucoup plus d'attention que la 1.ere, & elle exige une prèparation bien differente eù egard a la multitude des ſimptòmes qui s'y rencontrent & que l'on n'apperçoit pas dans les Malades

lades de la 1.ere espèce ; car la vèrole outre ses accidens particuliers y est accompagnée de beaucoup de complications dont plusieurs sont souuent unies ensemble : la pluspart des Malades arrivent avec des accès de fieure qù ils ont depuis six mois quelquefois plus, & qui sont entretenus & fomentès par des obstructions ; les uns ont des enflùres aux jambes & d'autres en ont dans toute l'habitude du Corps ; il y en a qui ont des flux de ventre & dyssenteries depuis les 3. 4 mois ; & il y en a d'autres qui sont affligès de bubons ou phimosis aggravès par des inflammations & des gonflemens extràordinaires ; L'on en voit enfin qui arrivent dans ces Hòpitaux avec des gangrènes & des poùlains percès d'eux mèmes, rendus fistuleux & calleux ;

avec des douleurs excessives, des dartres, des pustules rongeantes &c.

CURATION.

TOus ces accidens sont d'autant plus difficiles a èloigner qù ils sont entretenus par de mauvais levains; leur traitement est different suivant leur varietè; ils presentent plusieurs indications dont les plus pressantes doivent ètre commencèes a remplir; & ils ne sont pas moins difficiles a combattre que souuent un mème malade a un mèlange prodigieux de tension & de relachement, d'agitation & d'affaissement: pour rèussir dans mon entreprise j'ay tachè de me conformer au mèmoire que MONSIEUR CHYCOINEAU premier Medecin

cin du ROY & Conseiller d'Estat a envoyè pour le traitement des maladies règnantes en Italie, ayant choisi certains remedes qù il a exposè, persuadè que je suis qu'il n'est pas permit de s'egarer quand on est conduit par un guide aussi èclairè.

Dans un cas de fièure, on saigne les Malades dans la chaleur & on leurs prescrit en suite les purgatifs ou èmètiques qu'on mesle souvent suivant les mouvemens de la nature, quand par des signes certains on reconnoit que les premieres voyes sont farcies d'humeurs crùes & indigestes; les emetiques dont nous nous Servons sont le tartre stibiè ou le kèrmes mineral que MONSEIGNEUR D'ANGERVILLIERS SECRETAIRE D'ESTAT, ET MINISTRE de la

Guerre

Guerre par un effet de sa vigilance & de son Zèle pour la Guerison des Malades & la Conservation des Sujets DE SA MAJESTE', a envoyè avec d'autres remedes; l'on donne aprés les antifebrifuges simples ou meslès avèc les purgatifs : dans un cas d'enflùre aux jambes & de cachexie on met en ùsage les hydragogues, les tisanes aperitives & diùretiques; & s'il ya des obstructions on a recour aux martiaux joints aux purgatifs &c. on reprime les diarrhèes & dyssenteries avec l'ypecacuanha, les astringents, les lavemens de vin avec la thèriaque & le pain de sùreau que j'ay fais prèparer & duquel on se sert avec beaucoup de succès: dans les grandes douleurs nous nous servons pour les addoucir, de narcotiques; & enfin dans

les

les dartres l'on fait l'application des pomadès appropriès, du nutritum, du blanc rhasis &c.

Toutes cès Maladies une fois èloignès les Malades n'ayans point d'enflùres ny autres contre indications, prennent les bains plus ou moins continuans le Règime ordinaire & la prèparation après laquelle ils sont placès dans les Sãles du mercure pour y recevòir les frictions qu'on nè leurs ordonne que très prùdemment avec de plus petìtes dozes d'onguent mercuriel laissans plus d'intervalle de l'une a l'autre sans quoy ces sortes de Malades si susceptibles se trovveroient pris a la bouche dès la 1.ere ou 2.e onction; & tandisque les vèrolès de la 1.ere espèce ne restent dans le Mercure que 20, 25., ou 30. jours, ces derniers y

restent

restent le double du temps s'il est jugè nècessaire pour obtenir une Cure radicale ; c'est ce que l'on mènage avec toute la circonspection possible.

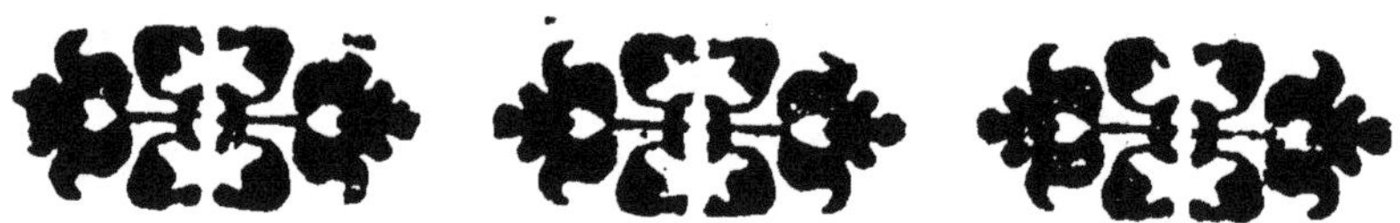

TRAITEMENT

De la 3.e & derniere espèce.

POur peù qu'on fasse attention aux Malades de la 3.e espece, a la nature des causes & a la difference des Simptòmes que j'ay rapportès, de méme qu'a leurs progrès ; il ne serat pas difficile de voir presque d'un coup d'oeil l'impossibilitè de pouuoir remedier a l'estat malheùreux de la plus part.

La

La Curation de ces Malades eſt differente ſuivant la varietè des cauſes & la nature de leurs Maladies, & les moyens dont nous nous ſervons pour y remedier ne peuuent que prolonger les jours deplusieurs; pour cet effet on met en ùſage les Cordiaux les plus ſpiritùeux, tels que ſont le lys de paracelse, les gouttes du general la motte, que la cour nous a envoyè, la thèriaque, les confections d'hyacinthe & d'alkermes, les eaux thèriacales, de meliſſe, des carmes, de Canelle &c., on ſe ſert encòre de diaſcordium, d'opiates aſtringentes & de narcotiques : beaucoup de ces Malades qui avoient les extrèmitès durcies depuis un an & demi, deux ans, ont trouùes du ſoulagement des bains de fùmier dez la 3.e ou 4.e fois, qui leurs ont

ont rendus la libertè du mouument de ces parties en causant des sùeurs abondantes.

OBSERVATIONS FAITES DANS LES OVVERTURES DE CADAURES.

QUoyqu' il ne soit pas difficile de juger du vice des parties interieures & de decouurir la cause de tous les Simptomes dont ces Malades de la 3e espéce sont attaqùes, j'ay crù neanmoins qù il étoit a propòs d'ajoùter ce que j'ay obseruè dans les Cadaures : on general on trouue

trouue toutes les parties imbibèes, gonflèes & comme macerèes; beaucoup de petites concrètions limphatiques comme des lentilles blanches; le cerveau molasse & relachè, beaucoup d'eau dans les ventricules, le coeur plus gros qu'a l'ordinaire, le pericarde rempli d'une grande quantitè d'eau rougeàtre, le poûmon imbibè très molasse & blanchàtre exceptè près la division de la trachèe artère en bronches: au bas ventre il n'y a presque point d'èpiploon; le foye est très grossi & de couleur blanche, la ratte est plus grosse deux fois que dans l'ètat naturel; les boyaux a ceux qui ont eùs des cours de ventre sont presque tous pourris; & a ceux qui ont des bubons ouverts sanieux on trouue que toutes les chaires y sont fonguèuses & les vaisseaux variqueux.

FIN.

Die 3. Decembris 1735.

Imprimatur. F. Jo: Flaminius Caccia Vic. S. Officii Laudæ.

D. Erasmus Maria Gabinus Cler. Reg. S. P. pro Illustriss., & Reverendiss. D. D. Patriarca Episcopo &c.

Leccardi V. Generalis Sindicator pro Senatu Excellentissimo.

LAUDÆ,
Ex Typographia Caroli Josephi Astoriani.

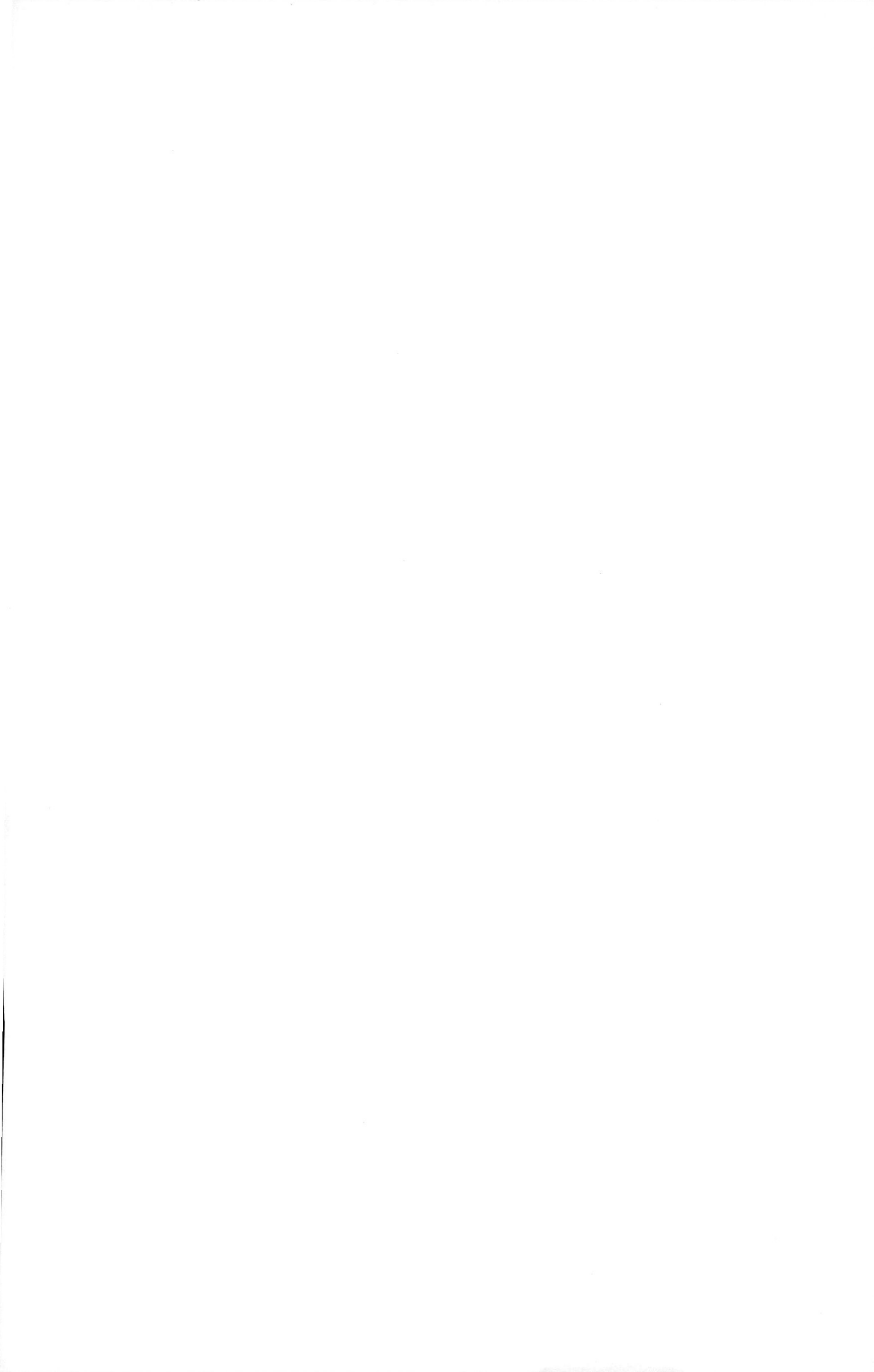

www.ingramcontent.com/pod-product-compliance
Ingram Content Group UK Ltd.
Pitfield, Milton Keynes, MK11 3LW, UK
UKHW021012180726
13838UKWH00004B/1520

9 782329 353791